AF467182

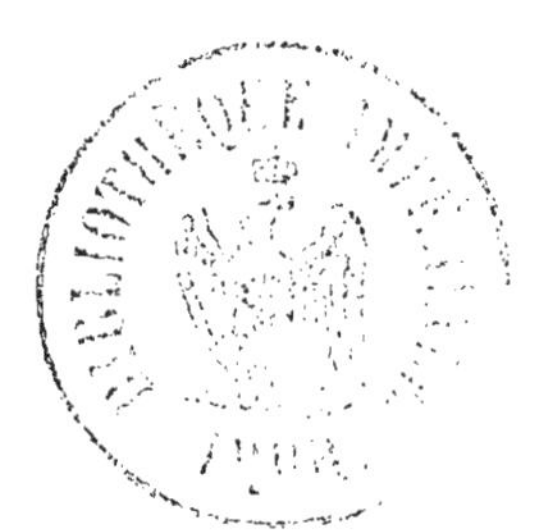

REMARQUES

SUR LA

SULFHYDROMÉTRIE

Extrait des Annales de la Société d'hydrologie médicale de Paris
Tome XV.

Paris. — Imprimerie de E. Martinet, rue Mignon, 2.

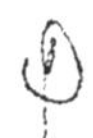

REMARQUES

SUR LA

SULFHYDROMÉTRIE

PAR

LE DOCTEUR F. GARRIGOU

DE TARASCON (ARIÉGE)

Membre de plusieurs Sociétés savantes
Ex-médecin consultant aux eaux d'Ax (Ariége)
Médecin consultant à Luchon

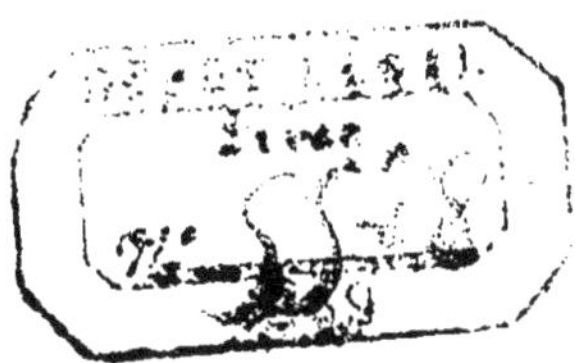

PARIS
GERMER BAILLIÈRE, LIBRAIRE-ÉDITEUR
RUE DE L'ÉCOLE-DE-MÉDECINE, 17
1869

REMARQUES

SUR LA

SULFHYDROMÉTRIE

Le but de cette communication est de combattre dans ses développements le mémoire qui a été présenté à la Société d'hydrologie sur la conservation et l'analyse des eaux sulfureuses et qui figure dans le numéro 3 des *Annales*. Je me propose de montrer que, si j'ai pu loyalement passer à côté de la vérité, mon contradicteur et M. Filhol n'ont pas été plus que moi à l'abri de méprises scientifiques.

M. Lefort commence, pour montrer que les eaux sulfureuses mises en bouteille ne peuvent pas gagner en sulfuration, par rappeler ses recherches au sujet de l'action exercée par les rayons lumineux et solaires sur les eaux minérales. Je ne crois pas, pour ma part, que les expériences de ce chimiste soient tout à fait exactes et bien conçues. En effet, en exposant aux rayons solaires ou à ceux d'un foyer artificiel une bouteille d'eau sulfureuse, on échauffe cette eau et on l'oblige à occuper un plus grand espace, l'air contenu dans le sommet du goulot se dilate à son tour, et quelque bien bouchée que soit la bouteille, peu à peu cet air peut s'échapper en dehors. Pendant le refroidissement, au contraire, l'air tend naturellement à rentrer dans le goulot, et comme il contient de l'oxygène il désulfure une nouvelle quantité d'eau. Pour peu que l'on répétât trois ou quatre fois la même expérience sur la même bouteille, on finirait par avoir non-seulement de l'eau qui n'aurait pas gagné en sulfuration, mais encore de l'eau complétement désulfurée. Il aurait fallu opérer sur des vases hermétiquement clos, ainsi que je l'ai fait dans ces dernières années sur des ballons de verre fermés à la lampe. Par ce moyen j'ai pu constater une augmentation très-notable de sulfuration dans quelques sources de Luchon et dans certaines sources d'Ax (1). Il ne sera pas possible de trouver encore ici que des matières organiques étrangères à l'eau sulfureuse, comme le bouchon de liége, ont causé cette augmentation de sulfuration. Pour éviter, du reste, toute cause de discussion, voici de quelle manière j'opère :

Après avoir chauffé un ballon, étiré à la lampe, afin de dilater l'air qu'il contient, il faut plonger l'extrémité effilée dans l'eau sulfureuse de manière à introduire une petite quantité d'eau dans le ballon (3 à 4 centimètres cubes) par le simple refroidissement du verre et de l'air. Cette eau est soumise à l'ébullition ; quand le ballon est bien rempli de vapeur et que le vide d'air est complet, l'ouverture effilée

(1) Étant à Paris de passage, je n'ai pas avec moi mes cahiers d'analyse pour pouvoir donner des noms de sources et des nombres. Je les ferai connaître avant peu.

est brusquement plongée dans l'eau à conserver. Le ballon se remplit complétement avec précipitation, et il est bouché immédiatement en fondant au chalumeau le plus près possible de la surface de l'eau sa partie effilée. De cette manière le vase est hermétiquement clos, sans introduction dans l'expérience de matière organique étrangère à l'eau minérale, et la sulfuration augmente néanmoins.

Ceci n'a rien d'extraordinaire, car mon contradicteur lui-même avoue que les « travaux d'un très-grand nombre » de chimistes, parmi lesquels MM. Chevreul, Dumas, » Vogel, Dobereiner, Braconot, Pelletier, Lewy, O. Henry » père, etc., *ont mis hors de doute*, que partout où des » sulfates alcalins existaient en contact avec des matières » organiques, ces sels pouvaient devenir l'origine et la » source d'une production d'acide sulfhydrique ou de sul» fures. » Ce qui me paraît extraordinaire, c'est que le chimiste auquel je m'adresse ait pu, après avoir accepté d'une part ce fait de la transformation des sulfates en sulfures, en présence de la matière organique, comme « mis hors de doute », ait pu, dis-je, en nier d'autre part l'existence ou l'attribuer à une cause de son invention, la présence de matières organiques étrangères à l'eau minérale.

Je répondrai à ces raisonnements par des faits : 1° Toutes les eaux sulfureuses embouteillées devraient se comporter de même. 2° De l'eau sulfureuse réduite par évaporation à un petit volume, transportée en vase hermétiquement clos bouché à l'émeri et ouvert plusieurs mois après, répandait une odeur très-marquée d'hydrogène sulfuré. Cette observation a été faite sur l'eau d'une source des Eaux-Chaudes. J'ai eu aussi l'occasion d'en vérifier l'exactitude sur la source des Canous à Ax. 3° L'eau d'une des sources de Luchon, renfermée pendant plusieurs mois (14 à 15) dans un ballon bouché à la lampe, donnait une augmentation très-sensible de sulfuration ou à l'examen sulfhydrométrique. 4° La source Pilhes à Ax, qui n'a pas la moindre odeur hépatique, après avoir séjourné pendant dix-huit à dix-neuf mois dans un ballon bouché à la lampe, répandait une odeur franchement sulfhydrique lorsque je l'examinai, et elle donnait un degré sulfhydrométrique correspondant à $0^{gr},012$ de sulfure de sodium par litre, tandis que, auparavant, ce degré n'était que de $0^{gr},004$.

On donnera à ces faits l'interprétation que l'on voudra, j'affirme leur exactitude, et leur existence me paraît bien en désaccord avec la théorie de M. Lefort, théorie combattue en ma présence par M. Filhol, théorie que mon contradicteur lui-même abandonnera lorsqu'il se sera donné la peine d'expérimenter suivant toutes les règles de l'art, et lorsqu'il aura froidement réfléchi aux faits « mis hors de doute » par les travaux des savants que j'ai cités plus haut avec lui.

Mais M. Lefort ne s'est pas contenté de nier l'exactitude des faits avancés par M. le docteur Péry (de Bordeaux) et par moi. Ce chimiste a éprouvé le besoin de *redire* que je m'étais « empressé de reconnaître et de corriger les erreurs » nombreuses » qu'il m'avait signalées à l'occasion de la conservation des eaux d'Ax. J'ai déjà répondu dans une utre discussion que les erreurs prétendues, et je n'hésiterai jamais à avouer une erreur vraie, se bornaient à une simple indication inexacte à l'entête de l'un des tableaux de ma monographie sur Ax : au lieu de mettre quantité d'iode absorbée par litre, on a mis quantité de sulfure par litre.

Cette erreur n'empêche nullement les chiffres réels de prouver que plusieurs sources d'Ax avaient augmenté en sulfuration par un séjour prolongé dans des bouteilles. Après une discussion écrite entre M. Lefort et moi, et dans laquelle il m'a été facile de reconnaître que la quantité de sulfure revenant au sulfure nouvellement formé dans l'eau Pilhes d'Ax dépassait la quantité de soufre que les sulfates contenaient, j'ai dû rechercher à quoi tenait cette erreur, et mes cahiers de notes ainsi que l'assurance verbale de M. Filhol ont donné la preuve que j'avais fait la faute à l'entête de la dernière colonne du tableau, en écrivant : quantité de sulfure par litre d'eau, au lieu de quantité d'iode absorbée par litre. Du reste, les résultats consécutifs de deux autres années dans la même expérience faite encore en présence de M. Filhol, sont venus confirmer mes premiers essais. Puis enfin, M. Lefort et moi, il faut bien le dire aussi, avons calculé que le sulfure formé dans l'eau *Pilhes* conservée dépassait la quantité de soufre du sulfate de l'eau du *Bain-fort.* Mais le sulfate de l'eau du Bain-fort n'est pas celui de l'eau Pilhes. Nous nous trompions donc tous les deux.

Si M. Lefort avait fait appel à sa mémoire, il est évident qu'il n'aurait pas opposé aux faits avancés par M. Péry sur la source n° 2 du Bosquet à Luchon, les objections qu'il a pris la peine de faire. M. Pery a examiné de l'eau embouteillée avant l'Exposition, c'est-à-dire au commencement de 1867, au moment où la source du Bosquet avait une composition parfaitement déterminée, mais aussi parfaitement inconnue, puisqu'on n'en a pas fait alors l'analyse complète. Or, c'est plus d'un an après, en 1868, que M. Lefort « use du concours obligeant de M. Lambron » pour doser la quantité de sulfate que contenait cette eau. Mais ce n'est pas le sulfate de 1868 qu'il fallait chercher, c'est celui du moment de l'embouteillage qu'il fallait connaître.

M. Lefort aurait-il oublié que l'une des sources de Luchon analysée *complétement* trois fois en trois mois consécutifs, par M. Filhol (1), a présenté à ce chimiste trois compositions totalement différentes. N'ai-je pas démontré dans un mémoire, couronné cette année même par l'Académie de médecine, mémoire sur la théorie de la formation des eaux sulfureuses, que dans l'espace de trois mois également, du 2 août au 9 octobre 1867, la source Viguerie, à Ax, avait présenté des variations allant à 1 degré pour les sulfures de $0^{gr},017$ à $0^{gr},024$ et 2 degrés pour les sulfates de $0^{gr},050$ à $0^{gr},099$, et cela en opérant avec tout le soin et *toutes les précautions voulues !* Ne sait-on pas qu'au printemps la source de Salut à Bigorre et la source sulfureuse à Saint-Christau deviennent brusquement plus abondantes et sulfureuses, en même temps que leur minéralisation générale change aussi. Les mêmes phénomènes se passent à Ussat, où je les ai constatés plusieurs fois ! Et c'est en dosant en 1868 le soufre des sulfates de l'eau du Bosquet que l'on veut connaître ce qu'étaient ces sulfates en 1867, plus d'un an auparavant ! Mon contradicteur a bien écrit qu'il ne discuterait plus avec moi et qu'un chimiste compétent devrait vérifier mes résultats. Je le prierai simplement, puisque je dois être privé de l'honneur et du bénéfice de sa discussion, de dissiper l'embarras que pourront faire naître dans les esprits les trois analyses de M. Filhol sur Luchon, et les faits des sources de Salut et de Saint-Christau. Il me permettra aussi de lui demander si M. Lambron, en embouteillant plusieurs litres d'eau de la source du Bosquet « avec tout le soin possible », pour la lui envoyer, aura eu le *soin indispensable* de prendre le degré de sulfuration de l'eau au griffon, et de désulfurer l'eau avec du sulfate de plomb en la mettant dans les bouteilles. Si ces précautions ont été

(1) Filhol, *Traité des eaux minérales des Pyrénées*, 1852.

oubliées, le dosage de l'acide sulfhydrique est inexact. Dans l'intérêt de la question, je désire ardemment que M. Lefort veuille bien oublier sa résolution en me répondant.

J'arrive à l'un des points les plus essentiels de la discussion : La sulfhydrométrie est-elle ou n'est-elle pas un procédé exact pour mesurer la quantité de soufre revenant aux sulfures, acide sulfhydrique et hyposulfite contenus dans une eau minérale ?

M. Lefort me répond avec Henry Rose, Mohr, Fresenius, Gerhard et Chancel, que la sulfhydrométrie n'est pas exacte quand il y a des hyposulfites.

Avec M. Filhol, Louis Martin et M. Lefort lui-même, je répondrai à mon contradicteur que la sulfhydrométrie est parfaitement exacte. Ce chimiste, en effet, en contradiction avec sa première opinion, cherche à trouver, pour le besoin de sa cause, à la sulfhydrométrie, une exactitude plus complète même dans le cas des hyposulfites, ainsi que nous allons le voir bientôt. Mais peu lui importent, paraît-il, ces variations. S'agit-il de prouver que la sulfhydrométrie n'est pas un procédé d'analyse exact, il lui oppose les hyposulfites avec Rose, Fresenius, etc. S'agit-il de montrer qu'entre ses mains, au contraire, ce procédé est très-pratique, même en présence des hyposulfites, M. Lefort n'est pas plus embarrassé ; il affirme qu'il le trouve « suffisamment approximatif et très-commode », négligeant ici ce qui a pu être dit par Fresenius, Rose et les autres ; il essaye alors de découvrir une propriété particulière à l'acétate de zinc, celle d'absorber de l'iode, propriété qui, soi-disant, lui permet de modifier ce procédé, mais au sujet de laquelle je ferai plus loin connaître mes propres expériences.

Et d'abord, qu'il me soit permis d'affirmer, le *texte en*

main, que c'est par la sulfhydrométrie telle qu'il la pratique, que M. Filhol a pu reconnaître, sur les eaux de Canaveilles, l'exactitude des recherches de feu Louis Martin sur d'autres stations sulfureuses des Pyrénées, entre autres sur les sources des Eaux-Bonnes. « Il résulte de l'analyse de » M. Filhol, dit le procès-verbal de la séance du 24 dé- » cembre 1863, de l'Académie des sciences de Toulouse, » (vol. de 1863 à 1864, p. 424), que l'eau de Canaveilles, » au moment où elle arrive dans les baignoires, ne contient » plus que du bisulfure de sodium et de l'hyposulfite de » soude. M. Filhol expose avec détail la marche qu'il a cru » devoir adopter pour constater *cet important résultat.* » Cette marche avait été suivie pour la première fois par » M. L. Martin, ingénieur des mines à Pau, auteur de re- » cherches fort intéressantes sur les Eaux-Bonnes. »

Puisque j'ai en partie contribué aux travaux de L. Martin, je puis affirmer que ni ce savant ni M. Filhol n'ont employé, pour opérer dans ces circonstances, d'autre procédé que la sulfhydrométrie. Donc M. Filhol, bien qu'il ait nié dans la *Gazette hebdomadaire* (n° 48, 27 novembre 1868, p. 757) son opinion de 1864, que je viens de rapporter, au sujet de L. Martin et de ses recherches, admet la sulfhydrométrie comme exacte, même en présence des hyposulfites.

En second lieu, les analyses de Louis Martin aux Eaux-Bonnes, analyses décrites tout au long dans mon mémoire sur la sulfhydrométrie (1), prouvent d'une manière irréfutable que par la méthode sulfhydrométrique, ce savant a pu trouver dans les bassins à l'état de bisulfure et d'hyposulfite *tout* le soufre du monosulfure de la source. J'affirme l'exactitude des résultats. Tous les chimistes qui pourraient encore mettre en doute la vérité des assertions de M. Filhol

(1) J.-B. Baillière et fils, à Paris. — Gimet, à Toulouse.

et de Louis Martin peuvent aller vérifier les faits. Les sources, les bassins et les baignoires des Eaux-Bonnes sont encore aujourd'hui les mêmes qu'au moment où j'aidais mon ami si regretté à faire ses essais.

Je ne saurais donc comprendre comment il peut se faire que la sulfhydrométrie, *telle que M. Filhol la pratique*, ait pu fournir des résultats exacts à ce chimiste, à Louis Martin et à moi-même, tandis qu'elle en a donné dans certains cas d'assez inexacts à M. Lefort pour qu'il en arrive à la condamner.

On me demande « ce que deviendrait ma grande confiance dans la sulfhydrométrie si les observations de M. Béchamp venaient à se confirmer d'une manière générale. » Mais c'est bien, il me semble, dans le cas où les eaux ne contiendraient pas autre chose que de l'hydrogène sulfuré que la sulfhydrométrie serait exacte. Il n'y aurait pas au moins d'hyposulfite. Seulement, dans ce cas, ce ne serait pas le procédé ordinaire de Dupasquier que je mettrais en usage, mais bien l'appareil qu'aujourd'hui même M. Payen devait me faire l'honneur de présenter à l'Institut, et qui m'a permis d'opérer d'une manière à peu près complète à l'abri de l'air, puisque la surface de l'eau n'est en contact dans ce cas qu'avec une couche d'air de 4 à 5 centimètres de surface et de 1 millimètre d'épaisseur. Aussi mon appareil m'a-t-il donné, à son avantage, dans les laboratoires de MM. Payen et Barral et dans mes essais, des différences de 1 et 2 milligrammes d'hydrogène sulfuré par litre, comparé à l'appareil de Dupasquier.

Nous venons de voir M. Lefort rejeter la sulfhydrométrie comme inexacte dans le cas des analyses directes des sources, et cela, ajoute-t-il « avec tous les chimistes compétents », dont il faudrait pourtant retrancher, il me permettra de le dire, MM. Fremy et Pelouze, Filhol, Fresenius, s'il avait connu la modification de M. Filhol au sujet des hyposulfites, etc. Mais, pour mon contradicteur, la sulfhydrométrie « donne des résultats encore plus inexacts » lorsqu'on l'emploie à l'analyse des eaux sulfureuses conservées en bouteilles, « parce qu'on ne sait jamais si » dans une telle eau sulfureuse, il ne se trouve pas des » substances autres que l'acide sulfhydrique, et des sul- » fures capables d'absorber de l'iode ». Mais, comment se fait-il que, l'eau de la source Vieille à Bonnes, donnant $0^{gr},021$ de sulfure par litre au griffon, bien des bouteilles, lorsqu'elles ont été remplies avec soin, contiennent de l'eau donnant encore très-exactement $0^{gr},021$ par litre, même après plusieurs mois d'embouteillage. En conservant de l'eau sulfureuse dans des ballons d'un litre bouchés à la lampe, j'ai pu constater que les résultats sulfhydrométriques pouvaient s'opérer exactement alors comme ils s'opéraient sur la même eau à la source.

Ainsi donc, le procédé Dupasquier, modifié par M. Filhol, quant au mode d'analyse, et par moi, quant à l'appareil et à la manière d'opérer, est toujours, je le crois, le moyen le plus sûr et le plus commode de doser les sulfures, l'hydrogène sulfuré et les hyposulfites. J'ai déjà soumis à plusieurs *chimistes des plus compétents* un moyen d'analyser les sulfures par l'emploi simultané de l'appareil nouveau et d'une autre substance que l'iode. Tous m'ont donné leur approbation, et je ferai bientôt connaître ce procédé.

La discussion sur la sulfhydrométrie actuelle a entraîné M. Lefort dans une série d'affirmations qui demandent un examen des plus sérieux. Ce chimiste affirme d'une manière générale que « l'acétate de zinc est *complétement* précipité par l'acide sulfhydrique ». Ceci n'est exact que dans un cas, celui de la présence simultanée d'une faible quantité d'acide sulfhydrique et d'acétate de zinc dans une grande quantité d'eau. Lorsqu'on agit sur des quantités considérables de substance, dans peu d'eau, l'hydrogène sulfuré ne précipite qu'une partie de cet acétate. En effet, quel que soit le temps que l'on fasse durer un courant de ce gaz dans une solution concentrée d'acétate de zinc, on trouvera constamment, en filtrant le sulfure de zinc, que l'eau filtrée et les eaux de lavage contiennent de l'acétate de zinc, preuve incontestable que l'hydrogène sulfuré n'a pas décomposé tout l'acétate.

Mais ceci se comprend parfaitement, et M. Lefort ne l'avait nullement entrevu, sans quoi il ne m'aurait pas fait de reproches. L'acide acétique mis en liberté par le courant d'acide sulfhydrique qui fait du sulfure de zinc, finit, après un certain degré de décomposition de l'acétate, par rendre l'eau dans laquelle se passe l'opération assez fortement acide pour empêcher l'action de l'hydrogène sulfuré. C'est cette action parfaitement connue déjà depuis longtemps qui m'avait fait dire qu'en présence d'un sel de zinc comme l'acétate (j'aurais dû ajouter l'acétate acide), tout l'hydrogène sulfuré pouvait être sans action sur ce sel. J'ai reconnu depuis que, lorsqu'il n'y a que de faibles proportions de substances en présence, ainsi que le cas se présente dans une analyse d'eau sulfureuse, l'acidité de l'eau ne devient pas assez grande pour empêcher l'action de l'hydrogène sulfuré sur l'acétate de zinc.

Cette rétractation que je me suis empressé d'adresser moi-même à l'Académie de médecine méritait-elle que M. Lefort me traitât aussi sévèrement qu'il l'a fait? Je n'ai pas d'autre prétention que celle de rester *étudiant* toute ma vie. Tous les hommes de science ne le sont-ils pas à des titres plus ou moins élevés? Ma seule ambition est de développer le plus de loyauté, le plus de zèle et le plus de dévouement possible pour la science. Voilà près de dix ans que je pratique ce principe.

Ainsi donc je crois pouvoir établir d'une façon bien évidente :

Que suivant qu'il y a de l'acide acétique libre en plus ou moins grande quantité en présence de l'hydrogène sulfuré et de l'acétate de zinc, ce dernier n'est pas ou est décomposé par le gaz sulfhydrique.

La question de solubilité du sulfure de zinc et celle de l'action prétendue de l'iode sur ce sulfure se posent maintenant devant nous.

Je ferai remarquer à M. Lefort, qui m'a consacré tant de temps pour me reprocher des erreurs à peu près illusoires, que je n'ai jamais constaté que des traces de sulfure de zinc puissent être solubles dans l'acide acétique. Ce qui pour moi est une erreur malheureuse, c'est qu'on puisse croire, ainsi que l'a fait mon contradicteur, à la solubilité du sulfure de zinc dans l'eau (1). Je m'empresserai de rappeler à ce sujet la règle parfaitement établie dans tous les traités les plus élémentaires de chimie :

Tous les sulfures, à part ceux des métaux de la première section et celui de magnésium, *sont insolubles.*

Donc le sulfure de zinc, qui n'est pas un composé ayant pour base un métal de la première section, est *insoluble.* C'est là un fait classique. Et dans la chimie, comme dans toutes les sciences, ces règles générales auxquelles certaines exceptions viennent donner plus de force encore, ne sont que l'expression la plus frappante des grands enchaînements qui permettent d'arriver dans un ordre d'idée plus

(1) *Annales de la Société d'hydrologie médicale de Paris*, 3me liv., t. XV, 1868-1869, p. 108.

élevé, plus philosophique, aux grands ensembles de faits conduisant à l'analyse et à la synthèse des phénomènes généraux de la nature.

Si le sulfure de zinc a paru soluble dans l'eau à M. Lefort, c'est que sous l'influence de l'oxygène de l'air ce sulfure s'est transformé en un composé nouveau presque semblable à lui en bien des points, mais aussi ayant sa vitalité chimique particulière. Je veux parler de l'hyposulfite de zinc, de ce composé dans lequel trois atomes d'oxygène se sont combinés avec deux atomes de sulfure et un atome de zinc pour donner lieu à un produit nouveau qui doit nécessairement jouir *en partie* des propriétés chimiques de ses parents. Ce premier produit, nous allons le voir, n'est que le premier anneau d'une chaîne non interrompue qui va se former par les divers degrés d'oxydation du sulfure, anneaux qui différeront d'autant plus du point de départ qu'ils en seront plus éloignés. C'est là, qu'on me permette de le dire, un exemple frappant de ces transformations insensibles et successives qui dans un même rayon permettent d'établir les liens des diverses espèces entre elles. On serait impardonnable à notre époque de ne pas saisir la portée philosophique des arguments que peuvent fournir toutes les sciences, aussi m'excusera-t-on de cette courte digression que je m'empresse d'arrêter.

Je dis que le sulfure de zinc fraîchement préparé s'oxyde à l'air libre. Comment pourrait-il en être autrement? Ne voyons-nous pas dans la nature des sulfures métalliques s'oxyder spontanément à l'air libre. Qui ne connaît le beurre de montagne, sulfate de fer et d'alumine, spontanément formé dans les schistes argileux et pyriteux, par l'oxydation naturelle des pyrites de fer? Qui donc ignore que pour l'exploitation de l'alun on fait brûler à l'air libre, en les réduisant presque en poussière, les schistes alumineux avec pyrites ? Tout le monde sait que, dans ce cas, il se produit dans ces schistes, lorsqu'on les rend humides, une transformation du sulfure de fer en sulfate avec une élévation de température énorme. Chacun connaît les incendies naturels des houillères causés par l'oxydation des pyrites contenues dans la houille, qu'elles enflamment spontanément en se transformant en sulfate de fer au simple contact de l'air. La minéralogie ne nous montre-t-elle pas l'oxydation naturelle de divers sulfures métalliques et même leur transformation en *sulfates solubles ?* La mélanterie (fer sulfaté, couperose verte), la néoplase (fer sulfaté rouge), la coquimbite (sulfate de peroxyde de fer hydraté), la cyanose (cuivre sulfaté, couperose bleue), la gallizinite (zinc sulfaté, couperose bleue), la rhodaloze (cobalt sulfaté) proviennent : 1° Les trois premières, de l'oxydation naturelle des pyrites de fer ; 2° la quatrième, de l'oxydation naturelle des pyrites de cuivre ; 3° la cinquième de l'oxydation spontanée et naturelle de la blende, (sulfure de zinc), très-abondante dans la mine de Ramelsberg, près Goslar (Hanovre), d'où son nom de vitriol de Goslar, etc.

Pourquoi les sulfures artificiels, surtout lorsqu'ils sont préparés par voie de précipitation, ne se comporteraient-ils pas de même? Jusqu'ici l'expérience n'avait été faite que sur les sulfures de cuivre et de fer, qu'on ne peut doser que très-difficilement à l'état de sulfure, car au simple contact de l'air, et surtout si on les lave avec de l'eau distillée chaude, ils se transforment en sulfates. Je puis affirmer que le sulfure de zinc, le sulfure de plomb et d'autres encore sont dans le même cas.

Voici quelques expériences répétées dans deux laboratoires, celui de M. Payen et celui de M. Barral, dans lesquels j'ai reçu l'accueil le plus obligeant. Que ces savants me permettent de leur dire publiquement, et avec l'accent d'un homme profondément reconnaissant, combien je les remercie du bien moral qu'ils m'ont fait et dont j'avais tant besoin dans les circonstances actuelles qui m'ont conduit à Paris.

Après avoir préparé du sulfure de zinc et l'avoir parfaitement lavé à l'eau distillée bouillie et refroidie à l'abri du contact de l'air, j'ai laissé pendant deux jours ce sulfure humide sur son filtre au contact de l'air. Il a été lavé de nouveau après ce temps avec de l'eau distillée; les eaux de ce premier lavage ont sensiblement décoloré une légère solution d'iodure d'amidon. Examinées par le chlorure de baryum, elles ont très-franchement louchi après quelques instants. Quelques gouttes de chlore pur ajoutées dans une partie de ces eaux avec du chlorure de baryum ont donné un précipité très-net.

De même encore, du sulfure de zinc fraîchement préparé parfaitement lavé, tout à fait pur et n'absorbant pas en présence de l'amidon un atome d'iode, mis en présence de l'oxygène pendant quelques heures, absorbait après cela de l'iode en assez grande quantité. L'eau distillée avec laquelle il était lavé précipitait abondamment par le chlorure de baryum.

J'ai conclu de là : 1° Les eaux de lavage ont enlevé au sulfure de zinc une substance agissant sur l'iodure d'amidon à la façon des sulfures ou des hyposulfites solubles; 2° elles contenaient à coup sûr un sulfate; 3° elles contenaient aussi des thionates.

Enfin, pour être bien sûr que le zinc servait de base aux divers sels trouvés dans l'eau de lavage, j'ai traité celle-ci par le sulfhydrate d'ammoniaque, et par le carbonate de potasse. Il y a eu dans les deux cas un précipité blanc caractéristique.

J'ai fait cette expérience plusieurs fois, et pour la satisfaction de M. Lefort, je l'ai répétée dans le laboratoire de M. Payen, où deux autres *chimistes parfaitement compétents* en ont vérifié l'exactitude la plus complète (1).

Divers sulfures sur lesquels je reviendrai plus loin, parfaitement purs et fraîchement préparés, se comportent de la même façon que le sulfure de zinc, seulement quelques-uns semblent passer beaucoup plus vite que ce dernier à l'état de sulfate.

L'expérience faite avec le sulfure de plomb m'a permis de constater un fait intéressant, c'est que lorsqu'on le prépare avec de l'acide sulfhydrique et du sulfate deplomb, si l'on agit sur une assez grande quantité de matière en présence d'une petite quantité d'eau, l'acide sulfurique mis en liberté finit par avoir une assez grande énergie pour faire disparaître le sulfure déjà formé en le retransformant en sulfate. Le liquide, qui était complétement noir, redevient blanc, de même que le précipité, au milieu duquel il reste encore une petite quantité de sulfure.

Étudions maintenant la substance que le lavage du sulfure a fournie et qui décolore l'iodure d'amidon. Est-ce du sulfure de zinc ? Non, car le sulfure de zinc décomposé par un acide dégage de l'acide sulfhydrique, et dans le cas actuel, il est impossible de retrouver des traces même de ce gaz en traitant par un acide. Si ce n'est pas du sulfure de zinc, ce ne peut donc être que de l'hyposulfite de zinc ou du sulfite, puisque la substance absorbe de l'iode, et que ni les sulfates ni les thionates n'en absorbent. Or, le sulfite passe très-vite à l'état de sulfate, et comme ce pouvoir de

(1) Je me préparais à répéter mes expériences au laboratoire de M. Schutzemberger à la Sorbonne, où l'on m'avait offert une gracieuse hospitalité ; malheureusement des circonstances désagréables m'ont empêché de sortir et de me rendre chez ce savant le jour convenu.

décolorer l'iodure d'amidon ne disparaît pas de suite, je dis que c'est de l'hyposulfite de zinc.

Que l'on n'objecte point que l'hyposulfite de zinc ne peut pas se former et n'existe pas, car j'en appellerai alors à tous les traités de chimie. En effet, MM. Pelouze et Fremy (vol. Ier, article : ACIDE HYPOSULFUREUX) disent que les hyposulfites se forment lorsqu'on laisse un sulfure humide au contact de l'air. M. Malaguti en dit autant (*Leçons de chimie*, 1re section, 1er vol., p. 432, *Généralités sur les sulfures*). — M. Wurtz (*Chimie médicale*, p. 392) a écrit : « Même des sulfures insolubles comme le sulfure de fer ou » le sulfure de cuivre, lorsqu'ils sont abandonnés dans un » état de division extrême, tels qu'on les obtient par voie » de précipitation, attirent l'oxygène et se transforment en » sulfates. C'est sans doute l'oxygène dissous dans l'eau » qui opère cette oxydation. »

Ainsi donc, ce n'est pas une invention de ma part, les sulfures *même insolubles* s'oxydent lorsqu'ils sont au contact de l'air et de l'eau. Pourquoi donc, puisqu'ils s'oxydent, ne passeraient-ils pas par l'état d'hyposulfites avant d'arriver à l'état de sulfates ? Et dans le cas particulier du sulfure de zinc, puisque j'ai montré, fait inconnu jusqu'à ce jour, qu'au simple contact de l'air et de l'humidité, ce sulfure se transformait en thionates et en sulfate, ne serait-il pas extraordinaire que l'hyposulfite, premier degré d'oxydation de ce sulfure, fût le seul à faire défaut ?

Ceci bien établi, je demanderai à M. Lefort s'il ne trouverait pas à propos de refaire toutes ses expériences ayant pour but de prouver que le sulfure de zinc est soluble dans l'eau. Il pourrait bien se faire que mon contradicteur, chimiste compétent, ait pris de l'hyposulfite de zinc pour du sulfure, ce qui serait totalement différent et ce qui expliquerait pourquoi l'eau dans laquelle M. Lefort croyait avoir trouvé du sulfure de zinc absorbait de l'iode.

De même, si les savants chimistes qui ont bien voulu assister, sans parti pris et avec patience, aux diverses expériences que je leur ai soumises, n'ont pas cherché à abuser de l'incompétence dont M. Lefort m'accuse en chimie, je crois encore que le dosage des hyposulfites dans les eaux sulfureuses, en suivant jusqu'à nouvel ordre les procédés de M. Filhol, est parfaitement possible.

Je dis même que la modification proposée par M. Lefort pour perfectionner le procédé pourrait bien devenir inutile. En effet, ce chimiste avance que certains échantillons d'acétate de zinc absorbent de l'iode. Il n'y aurait pour éviter l'erreur qu'à prendre de l'acétate de zinc pur, et je puis affirmer que cet acétate n'absorbera pas la moindre trace d'iode. Du reste, le hasard ne m'a pas favorisé jusqu'ici, car depuis que j'ai appris par le numéro 3 des *Annales* de cette année, en ma possession depuis quatre à cinq jours seulement, que « certains échantillons d'acétate de zinc absorbaient de l'iode en petite quantité », je me suis procuré de ce sel chez plusieurs fabricants et dans divers états de pureté. Ces échantillons ont été examinés toujours devant des *chimistes compétents*, au Conservatoire des arts et métiers. On a versé dans le liquide préparé 2 gouttes d'une solution d'iode représentant 0g,0001 d'iode, puis après avoir mélangé en agitant, il a suffi d'une goutte de solution d'amidon pour colorer le liquide très-nettement au bleu. Ces échantillons d'acétate de zinc n'ont donc pas absorbé la moindre trace d'iode.

Je terminerai maintenant en parlant de la décomposition du sulfure de zinc par l'iode. J'ai avancé et je puis avancer encore *à coup sûr* que lorsque l'on fait un essai sulfhydrométrique, avec l'iode en solution et l'amidon, sur du sulfure de zinc, on trouve zéro pour degré sulfhydrométrique.

Deux chimistes seulement se sont élevés contre mon assertion. L'un d'eux, M. Filhol, même a prétendu, au sein de la Société de médecine de Toulouse, que 5 grammes de sulfure de zinc absorbaient 12 grammes d'iode, ou bien exigeaient 12 000 divisions du sulthydromètre pour être saturés, et que, par conséquent, je faisais une erreur énorme de 12 000 divisions du sulfhydromètre. Voilà dix ans que je fais de la sulfhydrométrie, après avoir travaillé la chimie, à Paris, dans les cours et avec M. Ossian Henry fils, à Toulouse, avec M. Filhol, dont j'étais « l'élève de prédilection », et enfin en la pratiquant sinon d'une manière journalière, du moins assez souvent pour ne pas l'oublier, puisque j'ai déjà vingt-deux analyses complètes des sources thermales des Pyrénées, sans y comprendre de nombreuses analyses ou de roches ou de sources non thermales. Je crois donc être en mesure d'apprécier une erreur de 12 000 divisions du sulfhydromètre. Mais, pour que M. Lefort soit bien convaincu que je mets de côté tout amour-propre et n'envisage jamais que les seuls et vrais intérêts de la science, je vais rendre compte, non des expériences faites dans mon laboratoire, mais de celles exécutées dans le laboratoire de M. Barral, en présence de cet éminent chimiste et répétées au Conservatoire des arts et métiers dans le laboratoire de M. Payen.

Voici le texte même du rapport de M. Barral sur les expériences au sujet du sulfure de zinc.

« Monsieur,

» Vous me demandez de dire le résultat de quelques
» expériences que vous avez faites en ma présence dans mon
» laboratoire sur des procédés sulfhydrométriques qui sont
» de votre invention. Je me rends volontiers à votre désir.

» 1° Du sulfure de zinc fraîchement préparé, *bien lavé*, » a été mis en suspension dans de l'eau distillée, avec une » dissolution d'amidon. La liqueur définitive a été versée » dans un tube, puis recouverte d'une couche d'huile pour » la mettre à l'abri du contact de l'air. Avec une pipette » il a été introduit au-dessous de la couche d'huile deux » gouttes d'une solution d'iode (eau, iodure de potassium » et iode). Immédiatement la liqueur est devenue d'un » beau bleu, et, malgré l'agitation faite toujours à l'abri » du contact de l'air, le bleu a persisté et il n'a disparu » qu'au bout de trois jours.

» 2° Ayant pris le même sulfure de zinc mis en contact » dans de l'eau distillée avec de l'eau amidonnée, on a versé » quelques gouttes de la dissolution d'iode, la couleur » bleue a disparu dans quelques instants et peu à peu, » lorsque l'on a agité au contact de l'air.

» 3° Le même sulfure de zinc a été agité pendant quelque » temps en présence de l'air dans de l'eau distillée. L'eau » provenant de la filtration a été additionnée d'amidon, et » l'on y a versé quelques gouttes de la dissolution d'iode. » La couleur bleue qui s'est formée n'a été que momen- » tanée, et elle a disparu presque aussitôt.

» Vous pouvez, Monsieur, faire de cette espèce de » procès-verbal tel usage qu'il vous conviendra.

» Veuillez, Monsieur, etc.

» G. Barral. »

Ce que j'ai démontré à M. Barral, je l'ai aussi démontré dans le laboratoire de M. Payen à MM. Champion et L'Hôte, chimistes parfaitement compétents et des plus distingués (1),

(1) M. Champion est préparateur de M. Payen. M. L'Hôte est préparateur de M. Péligot.

dont l'accueil sympathique et loyal ne s'effacera jamais ni de ma mémoire ni de mon cœur.

Ainsi donc, je puis affirmer que lorsqu'on fait un essai sulfhydrométrique sur 5 grammes de sulfure de zinc *parfaitement lavé* et pur, ces 5 grammes de sulfure n'absorbent pas une seule division du sulfhydromètre. Et l'erreur de 12000 divisions qui m'a été attribuée retombe tout entière sur le chimiste qui me l'avait reprochée, en disant qu'elle prouvait mon ignorance en chimie ou le peu de bonne foi de mes expériences (1).

Si donc le sulfure de zinc n'absorbe de l'iode qu'après avoir subi le contact de l'air, à quoi faut-il l'attribuer, sinon à une oxydation spontanée et directe de ce sulfure, à la formation de l'hyposulfite de zinc, ainsi que je l'ai dit et prouvé plus haut.

Mais cette propriété jusqu'ici inconnue du sulfure de zinc n'est pas restreinte à ce seul sulfure. Des expériences directes m'ont prouvé que les sulfures de plomb, d'argent, de nickel, de manganèse n'absorbaient pas plus d'iode que le sulfure de zinc, lorsqu'ils étaient parfaitement lavés, si ce n'est après un contact prolongé avec l'air. De ces sulfures celui de manganèse m'a semblé s'oxyder le plus vite. Avec les sulfures de manganèse et de nickel j'ai obtenu, de même qu'avec le sulfure de zinc, par un séjour prolongé à l'air humide, une oxydation graduelle donnant l'hyposulfite, les thionates et le sulfate de manganèse et de nickel. L'oxydation m'a paru plus rapide dans les lavages avec l'eau chaude que dans ceux avec l'eau froide.

Pour finir ce qui regarde l'action de l'iode sur les sulfures par voie humide, je rappellerai qu'on a dit à tort que

(1) *Gazette hebdomadaire de médecine et de chirurgie*, n° 47, 28 novembre 1868. — *Revue médicale de Toulouse*, n° 8, mai 1868.

c'était le soufre mou se déposant sur le sulfure de zinc, par exemple, qui empêchait l'action de l'iode sur ce sulfure après quelques moments. Je demanderai aux auteurs d'une pareille doctrine s'ils pensent, lorsque la coloration bleue de l'iodure d'amidon apparaît dès la première ou la seconde goutte de solution aqueuse d'iode titré à $0^{gr},001$ par petite division du sulfhydromètre, que ce sont les $0^{gr},0004$ de soufre déplacés par l'iode qui ont pu envelopper la masse de 5 grammes de sulfure de zinc pour empêcher l'iode d'agir sur le reste de la substance. Ne vaudrait-il pas autant soutenir qu'avec un fil ayant 4 millimètres de long on peut entourer un arbre de 5 décimètres de circonférence?

Pour ma part, je mets au défi quel chimiste que ce soit de faire absorber à froid, comme à un sulfure alcalin, 12000 divisions du sulfhydromètre avec la liqueur ordinaire d'iode (10 grammes iode, 1000 grammes eau, 15 grammes iodure de potassium), à 5 grammes de sulfure de zinc *parfaitement lavés*, qu'on n'oublie pas cette précaution indispensable, et mis en suspension dans de l'eau avec de l'amidon. On y arrivera peut-être en chauffant à des températures de 50 à 55 degrés au contact de l'air; mais sous une couche imperméable à l'air on n'y parviendra jamais, surtout d'une manière brusque comme avec un sulfure soluble ou à peu près, ainsi que l'ont prétendu des chimistes qui n'ont peut-être jamais fait cette expérience par eux-mêmes ou qui l'ont exécutée sans la moindre précaution et sans les soins indispensables.

Ceci m'amène à dire un mot de l'action exercée à sec par l'iode sur les sulfures. On a affirmé que plusieurs sulfures, ceux de cadmium, de bismuth, de plomb, de mercure et d'argent, sont ceux qui se décomposent avec le plus de facilité en présence de l'iode, en donnant lieu à un vif dégagement de chaleur quand on opère à sec, et en faisant explosion (1). Je ne sais point de quelle façon les auteurs de la note dont je parle ont exécuté leurs expériences. Ce dont je suis sûr, puisque j'ai opéré devant des *chimistes compétents* au Conservatoire des arts et métiers, c'est que les sulfures de plomb, de zinc, d'antimoine, de fer, de mercure, de cadmium, d'étain, de strontium, de baryum et d'arsenic, réduits en poudre très-fine et mélangés intimement à de l'iode également porphyrisé, n'ont pas donné la moindre élévation de température un peu notable. Le sulfure d'argent seul mélangé à l'iode a fait monter le thermomètre à 50 degrés.

Je n'ai nullement nié l'action que l'iode peut exercer à sec sur les sulfures divers que j'ai signalés, ainsi que le prétend M. Lefort. Bien au contraire, je crois qu'il peut se produire dans ces cas des iodures. Mais par voie humide l'action est, d'après moi, bien différente. Aussi M. Lefort, plutôt que de me faire dire sur ce sujet ce que je n'ai dit ni écrit, aurait peut-être été plus prudent en se contentant de répondre, comme l'a fait M. Dumas à l'Institut, « qu'en acceptant la justesse de mes observations et la valeur intrinsèque de mes expériences, il croit cependant que nous n'opérons pas avec l'auteur des expériences que je discute dans des conditions identiques, puisque l'un poursuit ses expériences par la voie humide et l'autre par la voie sèche ». (*Union médicale* du 14 janvier 1869.)

Et ce n'est pas une seule fois que M. Lefort a oublié ce que j'avais écrit *pour me faire dire* autre chose. En effet, citant d'abord mon texte, à la page 112 du n° 3 des *Annales* de cette année, il dit avec moi : « Il suffit, pour que » l'action de l'acétate de zinc dans l'eau sulfureuse n'in- » troduise pas d'éléments d'erreur, de *filtrer l'eau;* le

(1) *Annales de la Soc. d'hydr.*, 3me liv., 1868-1869, t. XV, p. 119.

» sulfure de zinc reste sur le filtre, l'acide sulfhydrique » s'évapore, et il ne passe plus avec l'eau que les sulfites » et les hyposulfites. » Et un peu plus loin M. Lefort de s'écrier : « Ainsi, d'après M. Garrigou, il suffirait d'*exposer* » *à l'air* pendant le temps de faire un essai sulfhydromé- » trique, de l'eau minérale sulfureuse traitée par l'acétate » de zinc, pour que l'acide sulfhydrique s'en échappe en » totalité au point qu'il n'y reste plus que les sulfites et » les hyposulfites. »

Est-ce que, par hasard, filtrer l'eau ou bien la laisser quelque temps à l'air serait la même chose pour M. Lefort ? Je n'ai jamais avancé un fait semblable. Quel besoin mon contradicteur avait-il de me le faire dire ?

En résumé, je crois avoir démontré :

1° Que la sulfhydrométrie est jusqu'à présent le moyen le plus commode et le plus sûr de doser le soufre des sulfures, de l'hydrogène sulfuré et des hyposulfites, si l'on opère en vase clos.

2° Que les eaux sulfureuses conservées en bouteilles et dans des ballons fermés, en faisant fondre leur ouverture à la lampe, peuvent gagner en sulfuration sans le secours d'une matière organique qui leur soit étrangère, et que l'action désulfurante des rayons lumineux est encore à démontrer.

3° Que les recherches de feu Louis Martin sur l'état du soufre des Eaux Bonnes qui ont séjourné dans les bassins, prouvent que tout le monosulfure de la source s'est transformé en bisulfure et en hyposulfite.

4° Que l'acide sulfhydrique peut rester sans action sur une solution concentrée d'acétate de zinc, quand celle-ci est suffisamment rendue acide par la décomposition de la première partie de l'acétate. Mais qu'en présence d'une petite quantité de cet acétate de zinc, dans beaucoup d'eau, tout le zinc peut être précipité à l'état de sulfure par l'hydrogène sulfuré.

5° Que le sulfure de zinc est insoluble dans l'eau.

6° Que sous l'influence de l'action exercée par l'oxygène de l'air sur le sulfure de zinc humide, ce sulfure s'oxyde de manière à former de l'hyposulfite, des thionates et du sulfate de zinc.

7° Que d'autres sulfures, tels que ceux de manganèse, de nickel, d'argent, de plomb, etc., sont dans le même cas que celui de zinc.

8° Que ni le sulfure de zinc, ni les autres sulfures fraîchement préparés et parfaitement lavés, mis à l'abri du contact de l'air, dans de l'eau avec une légère solution d'amidon, n'absorbent de l'iode, puisque la première goutte d'iode que l'on y verse produit de l'iodure d'amidon persistant.

9° Que, puisque cet iodure d'amidon ne disparaît qu'après l'agitation violente du sulfure au contact de l'air ou par son séjour dans l'oxygène, c'est à la formation de l'hyposulfite qu'il faut attribuer l'absorption de l'iode.

10° Qu'en étudiant l'action de l'iode à sec, sur les sulfures métalliques, je n'en ai trouvé qu'un seul encore dont le mélange avec l'iode ait donné une réaction un peu vive, c'est le sulfure d'argent, tandis que les sulfures de plomb, de mercure et de cadmium, considérés comme explosifs dans ce cas, n'ont pas donné la moindre élévation en température un peu notable.

Bien que M. Lefort ait déclaré qu'il ne me répondrait plus, parce qu'une discussion comme celle à laquelle je me suis livré n'avait rien à faire gagner à la chimie hydrominérale (1), je crois cependant devoir exprimer à mon contradicteur, que ayant le vif désir de m'instruire et d'aug-

(1) *Loc. cit.*, p. 117.

menter mes ressources scientifiques pour pouvoir travailler le plus utilement possible, je serai toujours prêt à profiter de ses vastes lumières, de ses observations si savantes, et de ses critiques si justes lorsque qu'il ne perd pas la mémoire de ce que j'ai dit ou écrit.

M. Lefort, après cette lecture, déclare que, sur les points contestés par M. Garrigou, il s'en rapporte entièrement au jugement de l'Académie de médecine qui a désigné une Commission pour l'examen de ces questions.

Note sur une modification importante du sulfhydromètre, par M. F. Garrigou.

Le grand inconvénient que présente le sulfhydromètre de Dupasquier, est celui de laisser au contact de l'air une large surface de l'eau sur laquelle on opère. Lorsque cette eau est chaude, l'inconvénient est plus considérable encore que si elle était froide. En effet, les eaux sulfureuses naturelles contenant de l'acide sulfhydrique, du sulfure alcalin et des hyposulfites, il arrive que l'acide sulfhydrique peut s'échapper même à froid, mais surtout à chaud, dans l'atmosphère ; que le sulfure peut s'oxyder en passant à l'état d'hyposulfite et de sulfate. De là trois causes d'erreur : 1° par suite de l'acide sulfhydrique perdu ; 2° par la transformation du sulfure en composés oxydes ; et 3° par la formation d'une nouvelle quantité d'hyposulfite augmentant d'autant plus celle qui se trouve naturellement dans l'eau.

J'ai remédié à ce triple inconvénient en me servant d'un sufhydromètre dans lequel on opère complétement à l'abri du contact de l'air.

Mon appareil se compose d'un vase A à forme doublement conique, jaugeant 1 litre à la base du goulot. La partie supérieure est terminée par un goulot B cylindrique, la partie inférieure par une courte tubulure C. Le col B porte un bouchon de liége qui occupe toute sa longueur ou à peu près, et il est percé de trois ouvertures. La tubulure C est fermée par un bouchon D traversé par un tube de verre recourbé à angle droit, de 12 centimètres de long environ, et terminé par un bout de tuyau en caoutchouc que ferme une pince de Moor. Ce vase ainsi préparé repose sur un support de bois percé pour livrer passage à la tubulure C. Un anneau mobile le fixe aussi à une tige métallique appliquée verticalement sur le support. Une pince métallique, que l'on peut fixer à volonté à l'extrémité supérieure de la tige, maintient une burette graduée à robinet, ouverte à sa partie supérieure, munie d'une poire en caoutchouc. Cette burette graduée se relie au moyen d'un tuyau en caoutchouc très-fin à un tube capillaire fixé dans le bouchon D et descendant jusqu'au milieu du vase A. Dans ce bouchon, passe un tuyau en verre muni d'un entonnoir. Ce tuyau plonge jusqu'au fond du vase, qui peut être ainsi rempli sans que l'eau barbotte avec l'air.

La quantité d'eau voulue une fois introduite dans le vase, on retire le tube à entonnoir qu'on remplace par un tube de verre fermé ayant exactement la même longueur que le bouchon D, afin de clore complétement l'ouverture de ce bouchon. Enfin, un troisième passage est réservé à travers le bouchon, à un agitateur muni de petites palettes afin d'opérer le mélange des liquides.

Le bouchon D glisse à frottements doux dans le col cylindrique C. On peut donc mettre la surface inférieure aussi près que possible de la surface de l'eau, ou l'en éloigner à volonté. De cette manière, la sulfhydrométrie se pratique en vase clos, et à l'abri à peu près complet du contact de l'air.

On introduit la liqueur titrée d'iode dans la burette au moyen de deux petites tubulures latérales placées au-dessus de la graduation et servant d'entonnoir, afin de ne pas enlever chaque fois la poire en caoutchouc. Pour introduire l'iode dans l'eau, on ouvre le robinet de la burette, après avoir bouché les deux petites tubulures, et l'on presse plus ou moins fortement sur la poire en caoutchouc.

En opérant comparativement avec mon appareil et avec celui de Dupasquier, dans les laboratoires de M. Barral et de M. Payen, j'ai obtenu des différences considérables. Mon appareil accusait avec de l'eau sulfureuse froide, jusqu'à 1 et même 2 milligrammes d'acide sulfhydrique de plus que celui de Dupasquier (1).

Pour prouver que le mélange du sulfure de plomb naturel et de l'iode ne cause ni élévation considérable de température ni explosion, M. Garrigou a porphyrisé devant la Société de la galène, puis de l'iode ; il les a mélangés ensuite intimement en se servant de ses doigts, et il ne s'est produit ni élévation sensible de température ni explosion, contrairement, fait-il remarquer, à ce qui a été avancé comme un fait général par M. Filhol.

(1) Depuis la lecture de mon mémoire, M. le professeur Malaguti (de Rennes), dont les ouvrages de chimie sont classiques, et auquel j'avais communiqué tous les détails de mon procédé sulfhydrométrique, ainsi qu'un de mes sulfhydromètres, a bien voulu m'écrire qu'il trouvait mon procédé *aussi ingénieux que délicat.*

Avec de tels certificats et avec l'approbation de savants aussi éminents que Payen, Barral, Malaguti, etc., etc., je n'ai pas à me préoccuper de l'acharnement calculé que mettent à poursuivre mes travaux, quelques savants, indignes de porter ce nom, et qui ternissent leur mérite par leur désir de faire du bruit ou de prêter la main, dans des questions de pure science, à des machinations odieuses et antiscientifiques.

Paris. — Imprimerie de E. Martinet, rue Mignon, 2.

NOUVELLES REMARQUES

AU SUJET

DE LA SULFHYDROMÉTRIE

Dans la dernière séance, j'ai répondu au mémoire dans lequel M. Lefort avait jugé à propos de chercher à prouver que mes expériences sur les eaux minérales tendaient à montrer mon incompétence en chimie, et par conséquent, à détruire les faits nouveaux que j'avais pu avancer. Je n'avais pas cru devoir aborder, dans ce travail déjà long, plusieurs questions intéressantes, que je traiterai successivement.

Pour aujourd'hui, je me contenterai de venir appuyer l'une de mes assertions sur la sulfhydrométrie, avec les procédés des hommes les plus compétents et les plus écoutés.

M. Lefort m'a demandé « ce que deviendrait ma grande » confiance dans la sulfhydrométrie si les observations de » M. Béchamp venaient à se confirmer d'une manière » générale. »

Je lui ai répondu que, dans ces cas plus que dans tout

autre, la sulfhydrométrie pouvait être très-utile. Et, en effet, comme le dit parfaitement M. Lefort, d'après M. Béchamp, il y a deux substances dans ce cas qui absorbent de l'iode : l'hydrogène de l'acide sulfhydrique libre, et l'alcali libre dissocié (1). Mais je pense qu'il est parfaitement possible de se débarrasser de l'une des substances, soit de l'acide sulfhydrique libre, soit de l'alcali libre, de manière à n'avoir à opérer la sulfhydrométrie que sur l'une d'elles, et, dans ce cas, l'on serait alors plus sûr que dans toute autre circonstance de ce que l'on ferait.

D'après M. Ossian Henry, on peut se débarrasser de l'acide sulfhydrique contenu dans une eau minérale en agitant cette eau avec de la poudre d'argent. M. Filhol se débarrassait de l'acide sulfhydrique que contenait l'eau de Canaveilles (sur laquelle il a vérifié l'exactitude la plus complète des découvertes de L. Martin aux Eaux-Bonnes sur l'eau ayant séjourné dans les bassins), au moyen d'un courant d'hydrogène pur (2). Enfin, tous les chimistes, à part mes deux contradicteurs, admettent qu'en filtrant, soit une fois, soit à plusieurs reprises, de l'eau contenant de l'acide sulfhydrique libre, on se débarrasse de ce gaz.

Examinons si MM. Ossian Henry et Filhol n'ont pas fait d'erreur en les appliquant à l'étude des eaux sulfureuses, et si leurs procédés sont encore applicables avec la théorie de M. Béchamp ?

1° *Emploi de l'argent en poudre.* — L'argent en pou-

(1) Berzelius avait déjà appris que le sulfure de bore est dissocié par l'eau, qui le transforme en acide borique et en hydrogène sulfuré. De même, ainsi qu'on peut s'en assurer dans les geysers d'Islande, le sulfure de silicium se dissocie en présence de l'eau en acide sulfhydrique et en soude.

(2) Extrait du *Bulletin des travaux de la Soc. imp. de méd., chirurg. et pharm. de Toulouse*, 1865.

dre est attaqué par l'acide sulfhydrique à la température ordinaire, et il se forme du sulfure d'argent. Les sulfures solubles sont sans action sur l'argent. « L'argent n'est pas altéré par les alcalis caustiques » (1).

Voilà donc un procédé que M. Ossian Henry a eu raison d'appliquer, et que nous pouvons encore employer avec la théorie de M. Béchamp. En effet, une fois l'acide sulfhydrique transformé en sulfure, si l'on traite l'eau par l'iode, en n'ayant affaire qu'à l'alcali libre, on saura quelle est la quantité d'iode absorbée par l'alcali, on connaîtra par suite la quantité de cet alcali contenue dans l'eau, et par un simple calcul la quantité d'acide sulfhydrique qui lui correspondait et qui s'en est séparé naturellement, d'après M. Béchamp. Il va sans dire que si l'on opère en vase clos, à l'abri du contact de l'air, on pourra faire son essai sulfhydrométrique même sans filtrer le liquide, puisque le sulfure d'argent, *ainsi que je l'ai démontré devant des chimistes compétents*, n'absorbe de l'iode, *de même que le sulfure de zinc*, qu'au contact prolongé de l'oxygène de l'air. Il n'y aura pas non plus d'inconvénient à filtrer, car l'alcali dissocié étant soluble, passera tout entier à travers le filtre, qu'il faudra cependant avoir le soin de laver convenablement.

2° *Emploi du courant d'hydrogène.* — Pourvu qu'on suive la précaution que M. Filhol indique, celle d'employer l'hydrogène pur, on n'aura plus dans l'eau que l'alcali sans acide sulfhydrique, et un seul essai sulfhydrométrique fera connaître, comme précédemment, et la quantité de cet alcali et la quantité d'hydrogène sulfuré qui lui correspondait avant la dissociation.

3° *Simple filtrage.* — En filtrant plusieurs fois le

(1) Pelouze et Fremy, *Traité de chimie*, t. III, 3e partie, p. 1139.

liquide, on se débarrassera de l'acide sulfhydrique et l'alcali libre passera constamment à travers le filtre.

Cependant je considère ce simple moyen comme peu exact, car une partie de l'alcali, à force d'être en contact avec l'air par la filtration, pourrait se transformer en carbonate, et de là naîtrait une cause d'erreur dans le dosage par la sulfhydrométrie.

Si, du reste, les faits signalés par M. Béchamp étaient toujours exacts, et je ne dis pas qu'ils soient inexacts dans les cas signalés par ce savant professeur, il s'ensuivrait que les résultats trouvés par MM. Bouis, Filhol, Fontan, Poggiale, Mialhe, Ossian Henry, Lefort, Louis Martin, et moi-même, sur les eaux sulfureuses des Pyrénées, seraient tous faux et à refaire. Or, M. Filhol, qui a dosé le soufre des sulfures et de l'acide sulfhydrique des eaux de Luchon, par la sulfhydrométrie et par des procédés directs (1), a trouvé, à très-peu près, et il l'affirme, les mêmes chiffres par les deux méthodes. Il faudrait donc que M. Filhol eût commis une erreur énorme, colossale, pour arriver à de tels résultats, puisque M. Lefort prétend que le sulfhydromètre doit donner 2 là où il ne devrait donner que 1.

En terminant, je me permettrai de faire deux remarques à mon contradicteur :

Je lui rappellerai d'abord que la dissociation des sulfures alcalins en acide sulfhydrique et en alcalis, ou oxyde pour être plus correct, est loin d'être encore démontrée d'une manière générale. Avant de la considérer comme un fait réel et général, il faut renverser 1° toutes les expériences et tous les raisonnements de M. Filhol,

(1) *Traité des eaux des Pyrénées*. Analyse des sources de Luchon. 1852.

qui ont prouvé qu'Anglada avait eu tort de considérer la soude comme étant libre dans les eaux sulfureuses ; 2° toutes les expériences de M. Fontan qui ont permis de penser et qui permettent encore aux chimistes allemands de dire que certaines eaux sulfureuses pourraient bien contenir un sulfhydrate de sulfure ; 3° prouver que les analyses de L. Martin et de M. Filhol sur l'eau des bassins aux Eaux-Bonnes et à Canaveilles sont inexactes ; 4° enfin, que la sulfhydrométrie donne *constamment* des résultats erronés et non comparables à ceux fournis par une méthode de dosage direct du soufre des sulfures.

Je ferai aussi remarquer à M. Lefort que la formule chimique qu'il a donnée en note dans le procès-verbal de la séance du 21 décembre 1868 de la Société d'hydrologie, rapporté par l'*Union médicale* du 25 février 1869, est quelque peu fautive, au moins d'après ce qu'enseignent les auteurs classiques et *compétents*.

Il se formerait pendant l'essai sulfhydrométrique, et d'après M. Lefort, de l'iodate de soude, en présence de l'acide sulfhydrique libre dans l'eau et non encore décomposé par l'iode :

$$6SH + 6(NaO, HO) + 12I = 6IH + 6S + 5INa + IO^5, NaO$$

Or, si MM. Pelouze et Fremy n'ont pas tort (1), « les » acides sulfureux et *sulfhydrique* s'emparent de l'oxy-» gène des iodates et mettent l'iode en liberté. »

Ainsi donc, l'iodate de soude ne pourrait théoriquement exister en présence de l'acide sulfhydrique, et il faudrait

(1) Pelouze et Fremy, *Traité de chimie*, t. II, 1er fascicule, p. 120.

peut-être ajouter la formule suivante à celle qui précède pour être un peu plus dans le vrai :

$$2\ IO^5,NaO + 5\ HS = 2\ I + NaO,S^5O^5 + 5\ HO$$

Je me garderais cependant de donner la formule *pratique* définitive qui devrait remplacer celle de mon contradicteur.

Paris. — Imprimerie de E. MARTINET, rue Mignon, 2.

www.ingramcontent.com/pod-product-compliance
Ingram Content Group UK Ltd.
Pitfield, Milton Keynes, MK11 3LW, UK
UKHW020416220726
13923UKWH00004B/1977